GUIA DE BOAS PRÁTICAS

PRODUZINDO ALIMENTOS COM SEGURANÇA

Dados Internacionais de Catalogação na Publicação (CIP)
Bibliotecária Katiúscia de Sousa Dias CRB 3/993

Moura, Gleucia Silva.
    Guia de boas práticas: produzindo alimentos com segurança. / Gleucia Silva Moura; ilustrações Alexandre de Souza. Fortaleza: Senac Ceará, 2019.
    88 p. il. color.

Inclui bibliografia.
ISBN: 978-85-99723-39-5

    1. Segurança alimentar. 2. Preparação de alimentos – boas práticas. 3. Preparação de alimentos – contaminação. 4. Higiene alimentar I. Souza, Alexandre de. II. Título.

CDD 641.4

Gleucia Silva Moura

GUIA DE BOAS PRÁTICAS

PRODUZINDO ALIMENTOS COM SEGURANÇA

EDITORA SENAC CE • FORTALEZA • 2019

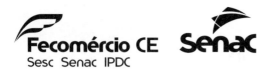

Presidente da Federação-CE e dos Conselhos Regionais do Sesc e Senac CE
Maurício Cavalcante Filizola

Diretoria Regional Sesc e Senac
Rodrigo Leite Rebouças

Diretoria de Educação Profissional
Geórgia Philomeno Gomes Carneiro

Diretoria Financeira Sesc e Senac
Gilberto Barroso da Frota

Diretoria Administrativa Sesc e Senac
Débora Sombra Costa Lima

Conselho Editorial
Rodrigo Leite Rebouças
Geórgia Philomeno Gomes Carneiro
Gilberto Barroso da Frota
Sidarta Nogueira Cabral
Denise de Castro
Lyvia Kirov Goes Ferreira

Editora
Denise de Castro

Editora Senac Ceará

Projeto gráfico
Denise de Castro

Ilustrações
Alexandre de Souza

Fotos
Jr. Panela
Afonkin_Yuriy/iStock.com
Joe_Potato/iStock.com
PicturePartners/iStock.com
Sidewaysdesign/iStock.com
Volga2012/iStock.com
Weerapatkiatdumrong/iStock.com

Consultoria técnica
Bruno Modolo

Revisão
Ethel de Paula e
Raquel Chaves

Finalização
Kelson Moreira

© Senac Ceará 2019
Editora Senac Ceará
Rua Pereira Filgueiras, 1070
Fortaleza-CE - CEP 60160-150
editora@ce.senac.br
www.ce.senac.br

Direitos reservados ao Serviço Nacional de Aprendizagem Comercial - Senac/AR/CE Departamento Regional do Ceará

SUMÁRIO

Alimentação segura ... 7

CAPÍTULO 1 **Agentes de contaminação nos alimentos ... 9**

Perigos físicos ... 10

Perigos químicos ... 13

Perigos biológicos ... 15

CAPÍTULO 2 **Preparando-se para produzir alimentos com segurança ... 25**

Estrutura física ... 25

Higiene pessoal ... 45

Higienizando equipamentos, utensílios e ambientes ... 51

Controlando pragas e vetores urbanos ... 61

A qualidade da água ... 63

CAPÍTULO 3 **Produzindo alimentos com segurança ... 65**

Fornecedores de ingredientes ... 65

Recebendo ou comprando os ingredientes ... 66

Armazenando ... 72

Dessalgando alimentos ... 74

Descongelando carnes, aves, peixes e pratos prontos ... 74

Higienizando vegetais ... 75

Cozinhando, reaquecendo e resfriando alimentos ... 76

Servindo os alimentos com segurança ... 76

CAPÍTULO 4 **Transportando alimentos com segurança ... 81**

CAPÍTULO 5 **Verificando a segurança dos alimentos produzidos ... 83**

Referências ... 86

ALIMENTAÇÃO SEGURA

O ato de alimentar-se é um dos maiores prazeres da vida, pois é através do alimento que nosso organismo adquire energia para realizar suas atividades. Fazer isso com segurança é melhor ainda.

Logo, quem manipula alimentos tem uma grande responsabilidade profissional, pois além de proporcionar satisfação ao consumidor, através da degustação de pratos saborosos, deve garantir que esse alimento seja seguro, ou seja, que não ofereça riscos à saúde. No Brasil, o órgão responsável pela proteção e promoção da saúde da população é a Agência Nacional de Vigilância Sanitária (Anvisa). Dentre as diversas ações executadas pela Anvisa está a criação de leis e resoluções que direcionam os estabelecimentos para o manuseio correto dos alimentos. Essas regras são conhecidas como Boas Práticas na Manipulação de Alimentos e envolvem um conjunto de procedimentos relacionados à higiene ambiental e de manipuladores, potabilidade da água consumida, saúde de quem prepara o alimento, prevenção e combate às pragas, entre outros.

A manipulação segura de alimentos também envolve vários cuidados que devem ser cumpridos, desde a escolha do alimento até a distribuição ou comercialização deste. Esse processo abrange todas as etapas na produção de alimento: pré-preparo, preparo, manutenção e distribuição.

O manipulador de alimentos pode desenvolver suas atividades em cozinhas industriais, comerciais, hospitalares, buffets, supermercados, açougues, peixarias, mercearias, em quiosques, em feiras, em barracas, em residências e/ou como um ambulante.

Esses diversos ambientes de trabalho apresentam condições de infraestrutura, equipamentos, processos e serviços diferenciados. Entretanto, o compromisso e a responsabilidade com a manipulação segura dos alimentos têm o mesmo grau de importância, independente do local de trabalho do manipulador.

Ofertar um alimento livre de contaminações, sem riscos à saúde da população, é condição essencial para assegurar a qualidade na prestação de um serviço. Portanto, conhecer a importância de se manipular alimentos com segurança e aplicar o conhecimento adquirido na prática diária é ter compromisso com a ética, com o bem-estar e a saúde do cliente.

CAPÍTULO 1
AGENTES DE CONTAMINAÇÃO NOS ALIMENTOS

Conhecer os perigos que podem estar presentes nos alimentos e a forma como eles contaminam é muito importante para quem deseja produzi-los e comercializá-los.

De acordo com a Agência Nacional de Vigilância Sanitária (ANVISA), um perigo pode ser de origem física, química ou biológica, o qual pode trazer sérios danos à saúde de uma pessoa. Entre os danos, podemos destacar diarreias, vômitos, intoxicações por produtos químicos, quebra de um dente e até traumas devido à presença de insetos, entre outros. Portanto, um perigo que pode afetar nossa saúde tanto da forma física e biológica como mental.

Vamos conhecer agora cada tipo de perigo, como chegam nos alimentos e como evitá-los.

PERIGOS FÍSICOS

O perigo físico é qualquer corpo estranho que possa causar dano à saúde do consumidor. Podemos destacar pregos, parafusos, fios de cabelo, fragmentos de embalagens (plásticos, grampos), vidros, insetos, pelos de roedores, unhas. Considera-se perigo físico também espinhas de peixe e fragmentos de ossos.

Entre os danos mais sérios podemos citar a quebra de um dente ao se comer um alimento contendo um parafuso, que se soltou de um equipamento como uma tampa de panela, ou a presença de fragmentos de ossos e espinhas devido à não observação de sua presença, principalmente em filés. Em casos mais graves, fragmentos de vidros em decorrência de aberturas de embalagens, podem até levar o indivíduo à morte. Uma característica importante do perigo físico é que pode haver um choque emocional no indivíduo. Imagine uma reação ao se encontrar cabelos e fragmentos de insetos em alimentos?

Vamos agora entender como os alimentos se contaminam e como podemos evitar. No quadro a seguir, você encontrará as causas da presença de perigos físicos em alimentos e também algumas formas importantes para o controle.

Agentes de contaminação nos alimentos 11

Causas e medidas preventivas para a contaminação dos alimentos por perigos físicos

Perigo físico	Como chegam aos alimentos	Como evitá-los
Parafuso	Através das matérias-primas e dos ingredientes usados para o preparo de alimentos. Pode soltar-se de equipamentos e utensílios como panelas e suas tampas e moedores de carne.	Selecione seu fornecedor e, se possível, faça uma visita. Observe bem o preparo do alimento. Faça manutenção preventiva de todos os equipamentos e utensílios. Veja se não tem nenhum parafuso folgado.
Fragmento de osso	Frango e carne mal desossados.	Desosse corretamente observando a ausência de fragmentos de osso.
Espinha de peixe	Pode ser através de um filé de peixe mal eviscerado (fornecedor não qualificado).	Qualifique fornecedores através de visita. Inspecione o filé durante o preparo. No caso de peixe contendo espinha, comunique ao seu cliente para que tenha cuidado ao comer.
Plástico	Abertura de embalagens próxima aos alimentos.	Não abra embalagens próximas aos alimentos. Coloque o fragmento de embalagem no lixo.
Cabelo	Manipulação de alimentos com cabelos sem proteção.	Coloque touca descartável, redinha ou bandana.
Madeira	Uso de utensílios e estrados de madeira.	Use utensílios de polietileno, como placas de corte e colheres. Use estrados de plástico (PVC).

(continua)

(continuação)

Causas e medidas preventivas para a contaminação dos alimentos por perigos físicos

Perigo físico	Como chegam aos alimentos	Como evitá-los
Vidro	Abertura de embalagens próxima aos alimentos. Lâmpadas nas áreas de manipulação de alimentos, sem proteção contra queda e explosão.	Não abra as embalagens de vidro próximo aos alimentos. Não force abertura da embalagem, ela pode quebrar e fragmentos de vidro poderão cair dentro do produto. Coloque proteção nas lâmpadas das áreas de manipulação de alimentos.
Unhas	Manipuladores de alimentos com unha grande.	O manipulador deve sempre manter as unhas curtas.
Adornos (brincos, alianças, colares, piercings)	Manipuladores usando adornos durante a manipulação de alimentos.	Proíba o uso de adornos durante a manipulação de alimentos.
Fragmentos de insetos e roedores	Não realizar dedetização. Nenhuma barreira para impedir o acesso das pragas. Presença de lixo dentro da cozinha. Alimentos expostos.	Dedetize periodicamente. Coloque proteção na parte inferior das portas. Coloque tela milimétrica nas aberturas de ventilação. Evite caixas de papelão no local de armazenamento de alimentos. Remova frequentemente o lixo da cozinha. Tampe os recipientes que contenham alimentos.

PERIGOS QUÍMICOS

Consideramos um perigo químico qualquer agente que possa contaminar o alimento, causando sérios problemas à saúde do consumidor. Entre os perigos, podemos destacar produtos de limpeza, produtos usados na dedetização, aditivos, tintas, micotoxinas, óleo e lubrificante.

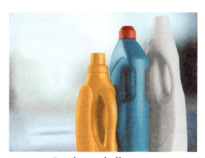

Produtos de limpeza

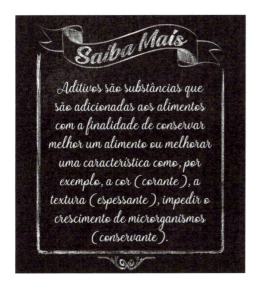

Saiba Mais

Aditivos são substâncias que são adicionadas aos alimentos com a finalidade de conservar melhor um alimento ou melhorar uma característica como, por exemplo, a cor (corante), a textura (espessante), impedir o crescimento de microrganismos (conservante).

IMPORTANTE!
As micotoxinas são substâncias químicas produzidas por alguns mofos. Elas podem causar vários danos à saúde, portanto, não consuma alimentos aparentemente mofados.

Vamos conhecer com mais detalhes esses perigos e como evitá-los. O próximo quadro contém as causas e formas de evitar a contaminação dos alimentos por perigos químicos.

Causas e formas de evitar a contaminação dos alimentos por perigos químicos		
Perigo químico	Como chegam aos alimentos	Como evitá-los
Produtos de limpeza	O uso de produtos sem registro e de fabricação caseira contém, às vezes, substâncias não permitidas pelo Ministério da Saúde. Presença de resíduos após a lavagem de utensílios e equipamentos.	Use somente produtos com registro. Use os domésticos e os industriais. Nunca use produtos caseiros. Enxaguar bem os utensílios e equipamentos
Óleo e lubrificante	Aplicação de óleo ou lubrificante não indicado para alimentos.	Use óleo ou lubrificante com grau alimentício em partes de equipamentos que entram em contato com alimentos.
Produtos de dedetização	Aplicação de produtos de forma errada, causando contaminação de utensílios, equipamentos e do próprio ambiente, o que leva à contaminação de alimentos.	Contrate empresa especializada. Proteja os alimentos, utensílios e equipamentos antes da dedetização. Lave utensílios, equipamentos e ambiente após a dedetização.
Aditivos	Uso de aditivos proibidos e em excesso.	Use aditivo de acordo com a orientação da legislação brasileira.
Micotoxina	Alimentos armazenados em locais úmidos e quentes.	Não use alimentos secos (exemplo, farinha de trigo) que estejam com embalagens molhadas. Não use alimentos que apresentem a presença de mofo. Mantenha a área de armazenamento de alimentos seca, sempre ventilada e sem infiltração.

IMPORTANTE!
O produto de limpeza caseiro é aquele produzido sem nenhum acompanhamento de um químico responsável. Não use esse tipo de produto. Opte pelo doméstico ou industrial, pois ambos são produzidos por indústrias especializadas.

PERIGOS BIOLÓGICOS

Bactérias e suas toxinas, vírus e parasitas são considerados como perigos biológicos e afetarão a saúde dos consumidores. Em alguns casos, podem até levar o indivíduo à morte.

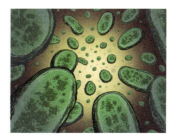

Bactéria

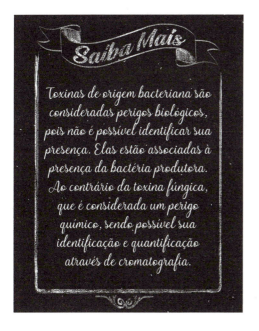

Saiba Mais

Toxinas de origem bacteriana são consideradas perigos biológicos, pois não é possível identificar sua presença. Elas estão associadas à presença da bactéria produtora. Ao contrário da toxina fúngica, que é considerada um perigo químico, sendo possível sua identificação e quantificação através de cromatografia.

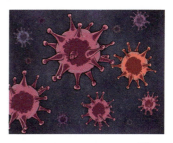

Vírus

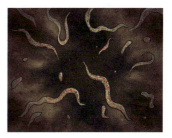

Parasita

Os microrganismos têm características importantes que precisamos conhecer:

1. São seres microscópicos, ou seja, não podemos vê-los a olho nu;
2. Multiplicam-se muito rápido, o que torna o alimento impróprio para consumo em pouco tempo;
3. Um microrganismo causador de doença (patogênico) não altera a cor, sabor ou cheiro do alimento.

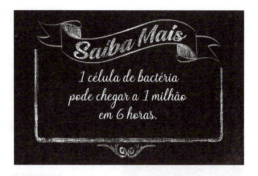

Saiba Mais: 1 célula de bactéria pode chegar a 1 milhão em 6 horas.

Existe uma classificação dos microrganismos, os quais podem ser patogênicos, deteriorantes e úteis. Vejamos o que significa cada tipo.

Patogênicos são aqueles que causam doenças, quer seja pela sua presença, quer seja pelas toxinas produzidas por eles. Algumas bactérias e toxinas podem ser destruídas durante o cozimento, mas outras não. Os vírus normalmente são destruídos a 100°C.

IMPORTANTE!!
Toxinas são substâncias que alguns microrganismos produzem nos alimentos enquanto se multiplicam. Algumas são resistentes ao calor, como também ao cozimento, e outras podem ser destruídas.

Deteriorantes são aqueles que apenas estragam os alimentos e não causam doenças. Normalmente são os mofos e leveduras. Mas algumas bactérias também podem estragar os alimentos. Normalmente, esse tipo de microrganismo altera a cor, sabor, cheiro e aparência do alimento.

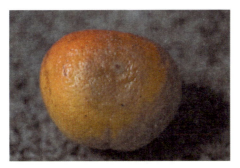

Fruta deteriorada

Úteis porque são microrganismos usados na produção de alimentos, como pães, queijos, vinhos, cervejas e iogurtes. Não causam doenças.

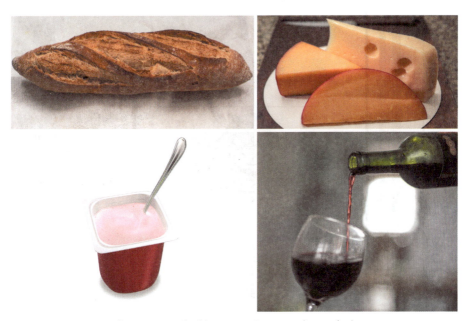

Alimentos produzidos com microorganismos úteis

Para que um microrganismo se multiplique é necessário que o alimento e o ambiente de armazenamento ofereçam condições favoráveis. Alimentos perecíveis como carnes em geral, leite, vegetais e todos os seus derivados oferecem um aporte de água livre suficiente para sua multiplicação. Alimentos secos podem favorecer a multiplicação de mofos caso absorvam água durante sua estocagem.

A acidez dos alimentos é outro fator determinante. Alimentos muito ácidos, como frutas e sucos de frutas, dificultarão o desenvolvimento de microrganismos patogênicos.

Mas o principal fator determinante é a temperatura. Existe uma faixa de temperatura a qual chamamos de zona de perigo. Essa faixa vai de 10°C a 60°C e os microrganismos se multiplicam com uma maior rapidez, principalmente quando se aproximam de 35°C a 37°C. Nas temperaturas acima de 60°C, o desenvolvimento microbiano vai diminuindo até parar e o microrganismo morrer. Abaixo de 10°C, os microrganismos diminuem a sua multiplicação, mas não estão mortos.

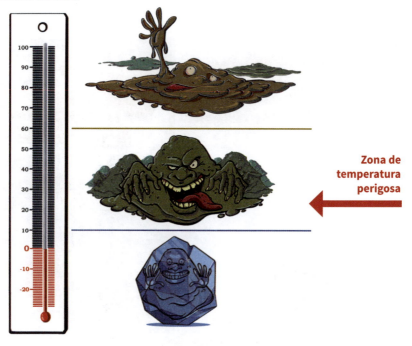

Zona de temperatura perigosa

> **IMPORTANTE!**
> **Microrganismos podem sobreviver à refrigeração e ao congelamento dos alimentos. Eles têm somente a sua multiplicação reduzida ou paralisada.**

Quanto às doenças, observamos que os sintomas são bem parecidos: febre (ou não), dores abdominais, diarreia, vômitos e, em alguns casos, visão dupla e até dificuldade em respirar. Em casos mais graves, chega-se à morte.

As doenças microbianas podem ser classificadas em **toxinose**, **infecção** e **toxinfecção**.

Na **toxinose**, ocorre a multiplicação de bactérias no alimento e produção de toxina. O indivíduo consome o alimento contaminado com a toxina, sendo ela a causadora dos sintomas.

Observamos que na **infecção**, o microrganismo (bactéria, vírus ou parasita) contamina o alimento. O indivíduo consome o alimento contaminado e o microrganismo se multiplica no intestino, causando os sintomas.

Na **toxinfecção**, observamos que a bactéria tanto produz a toxina no alimento quanto no intestino humano, causando os sintomas.

Agora, vejamos as causas de contaminação dos alimentos por **perigos biológicos**, bem como as formas de controle.

Causas e formas de evitar a contaminação dos alimentos por perigos biológicos		
Perigo biológico	Como chegam aos alimentos	Como evitá-los
Bactérias Vírus Parasitas	Falhas na higienização de mãos. Falhas na higiene pessoal e conduta dos manipuladores de alimentos. Falhas na higiene dos equipamentos, utensílios e ambiente. Falhas na higiene dos vegetais. Preparo de alimentos com muita antecedência. Não guardar os alimentos na temperatura recomendada. Não cozinhar bem os alimentos. Não reaquecer os alimentos antes do uso. Resfriar os alimentos sem controle da temperatura.	Higienize as mãos com sabonete bactericida ou sabonete próprio e álcool 70%. Evite comportamentos como: tossir, espirrar, falar sobre os alimentos. Higienize corretamente os equipamentos, utensílios e ambiente. Higienize os vegetais com produtos recomendados. Prepare alimentos o mais próximo possível de servir. Caso não seja possível, mantenha-os refrigerados ou congelados. Guarde os alimentos refrigerados até 4°C. Cozinhe e reaqueça bem os alimentos, garantindo uma temperatura mínima de 70°C. Reaqueça o alimento a uma temperatura mínima de 70°C. Resfrie os alimentos sob refrigeração.

Resumindo: você pode controlar os microrganismos mantendo o ambiente, equipamentos e utensílios higienizados, bem como a higiene e saúde dos manipuladores. E não esqueça que a temperatura é importante. Mantenha o alimento durante o menor tempo possível na zona de temperatura perigosa, observando as recomendações das embalagens e da legislação sanitária.

BACTÉRIAS

São seres microscópicos que possuem uma capacidade de multiplicação muito rápida. Elas podem ser facilmente destruídas com temperaturas superiores a 70°C. No entanto, algumas podem sobreviver: são as termorresistentes. Entre essas bactérias, existem algumas que possuem a capacidade de sobrevivência acima do normal: são as bactérias formadoras de esporos, que podem sobreviver tanto a elevadas temperaturas como a produtos de limpeza.

Portanto, se você controlar a temperatura dos alimentos e a higiene do local de preparo, é possível evitar que pessoas fiquem doentes.

Entre as bactérias causadoras de doenças, podemos ter *Salmonella sp*, *Staphylococcus aureus*, *Bacillus cereus*, *Clostridium botulinum* e outros.

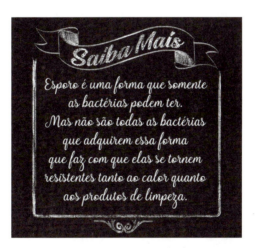

Saiba Mais

Esporo é uma forma que somente as bactérias podem ter. Mas não são todas as bactérias que adquirem essa forma que faz com que elas se tornem resistentes tanto ao calor quanto aos produtos de limpeza.

VÍRUS

Os vírus são microrganismos menores do que as bactérias. Morrem facilmente em temperaturas acima de 70°C. Uma característica interessante é que os alimentos e a água são apenas veículos para que eles cheguem até nós. Portanto, ao contrário das bactérias, os vírus não conseguem se multiplicar em alimentos e na água.

Cozinhe bem os alimentos e use somente água potável. Dessa forma, evita-se que pessoas fiquem doentes por viroses de origem alimentar.

Os vírus relacionados às doenças de origem alimentar são o rotavírus, Norwalk, e os vírus causadores de hepatites.

MOFOS OU BOLORES E LEVEDURAS

Podemos identificar facilmente um bolor. Em alguns alimentos, como as frutas, observamos que a casca apresenta um aspecto de algodão. Ou determinadas manchas que podem estar tanto na casca como dentro do próprio alimento.

Os bolores e as leveduras não são diretamente causadores de doenças. No entanto, têm a capacidade de estragar os alimentos. Eles alteram a cor, o sabor e o odor destes. Em farinhas, por exemplo, produzem algo semelhante a uma teia de aranha.

Os mofos têm uma forma muito interessante de se multiplicar. Durante seu crescimento, formam um tipo de rede semelhante a raízes, possibilitando uma contaminação mais extensa. E somente conseguimos enxergá-los quando estão em grandes quantidades.

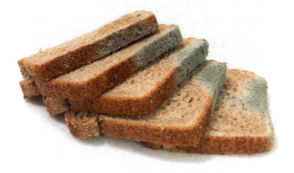

Pão mofado

Portanto, em um alimento, evite remover apenas a parte mofada e utilizar o resto. Não é possível garantir que a parte "aparentemente" boa já não tenha a presença do mofo. Descarte todo o alimento. Para evitar o desperdício, proceda corretamente a higienização, embalagem e conservação do alimento.

PARASITOS

As doenças parasitárias acometem muitas pessoas. Falhas nos cuidados de higiene pessoal, bem como dos utensílios que serão utilizados no preparo de alimentos, podem transmitir diversos parasitas.

Cuidados como lavar as mãos antes de preparar os alimentos, bem como higienizar os vegetais, irão ajudar bastante nesse controle. E não se esqueça de cozinhar bem os alimentos.

As doenças parasitárias são causadas por microrganismos, como *Taenia sp, Entamoeba histolytica, Giardia intestinalis,* causando doenças como teníase, cisticercose, amebíase, giardíase e toxoplasmose.

O QUE OS MICRORGANISMOS PRECISAM PARA SE MULTIPLICAR?

Como todo ser vivo, os microrganismos precisam principalmente de nutrientes, água, oxigênio (às vezes) e temperatura propícia ao seu desenvolvimento. Vamos conhecer um pouco dessas necessidades?

Os **nutrientes**, como as proteínas, carboidratos, gorduras, vitaminas e minerais, são componentes essenciais para o desenvolvimento de todas as atividades dos microrganismos como, por exemplo, a multiplicação. E são os alimentos que fornecerão todo o aporte necessário para seu crescimento. E como evitar que isso aconteça? Mantenha tudo limpo e organizado e controle a temperatura dos alimentos refrigerados e congelados.

Água - elemento essencial para nossa vida. Os alimentos possuem um tipo de água que é importante para que os microrganismos se multipliquem.

Frutas, verduras, leite, carnes e ovos são considerados alimentos perecíveis, pois possuem muita água disponível (livre). Esses alimentos precisam de um ambiente refrigerado para que se conservem por mais tempo.

Outros alimentos, como, por exemplo, farinhas, arroz e feijão, são considerados não perecíveis. Ou seja, são alimentos que não possuem água disponível para os microrganismos e, portanto, podem se conservar à temperatura ambiente em armários e depósitos de alimentos.

Muito cuidado com os produtos enlatados, como milho, sardinha e outros, pois, após abertos, devem ir para refrigeração. O mesmo acontece com leite UHT (esterilizado), quando, após aberto, deve ir também para refrigeração e ser consumido em até 3 dias.

Temperatura - controle essencial dentro da cozinha. Os microrganismos precisam de uma temperatura que favoreça seu crescimento, na faixa entre 10° a 60°C. Essa é a zona de temperatura perigosa. Quanto mais próximo de 35° a 37°C estiverem, mais rapidamente irão se multiplicar. Por isso, quanto mais baixa for a temperatura, mais lentamente se multiplicarão. E quanto mais alta ela for, mais rapidamente irão morrer.

Nos capítulos seguintes, conheceremos com detalhes as formas de evitar a contaminação dos alimentos por perigos biológicos.

CAPÍTULO 2
PREPARANDO-SE PARA PRODUZIR ALIMENTOS COM SEGURANÇA

ESTRUTURA FÍSICA

Ter uma estrutura física que permita a produção de alimentos de forma segura e funcional é desejável em um estabelecimento alimentício. Uma boa estrutura física auxiliará no controle dos perigos, evitará um cruzamento de áreas e permitirá um ambiente limpo, organizado e saudável para o manipulador.

Para a definição tanto das áreas, suas dimensões, quanto dos fluxos, equipamentos e layout é necessária a participação de um nutricionista, um engenheiro de alimentos ou outro profissional que atue na segurança de alimentos, juntamente com a equipe de engenheiros e/ou arquitetos.

Portanto, adeque seu estabelecimento à legislação sanitária, assim você evita custos adicionais de obras extras e multas, ou seja, prejuízo.

ÁREAS NECESSÁRIAS

Atenção às áreas mínimas necessárias para a produção segura de alimentos. Você pode separá-las das formas que serão apresentadas a seguir.

RECEBIMENTO

É neste local que você irá receber alimentos, produtos descartáveis, embalagens e produtos de limpeza. Defina horários diferentes para o recebimento, principalmente para os produtos de limpeza.

Essa área deve ser coberta para evitar que a chuva e o sol incidam sobre os produtos. Tenha também uma balança para conferir os pesos e um termômetro para medir as temperaturas e estrados (pallets) para não colocar nada em contato direto com o chão. Ao planejar esse espaço é importante também considerar uma pia para higienização das mãos e uma outra pia com bancada para realizar a pré-lavagem e desinfeção de alguns produtos de hortifrútis, os quais devem ser transferidos para caixas plásticas e seguir para o armazenamento.

IMPORTANTE!
Não permita a entrada na sua área de produção de caixas plásticas contendo frutas e verduras do seu fornecedor. Elas podem trazer insetos escondidos, como baratas.

ARMAZENAMENTO

Existem três formas de armazenamento dos alimentos: **refrigerados**, **congelados** e **secos**.

Conforme o porte da empresa, podemos armazenar os alimentos que necessitam de controle de temperatura de duas formas. Você pode ter um local com freezers e refrigeradores. Não esqueça que esses equipamentos geram calor, portanto é necessário um sistema de ventilação ou exaustão. Em estabelecimentos de porte maior, pode também ser utilizado um sistema de câmaras, nas quais deverão ser separados por categoria de alimentos os laticínios, as carnes, os peixes, os hortifrutigranjeiros e aqueles para descongelamento.

As câmaras devem possuir estrados e estantes em aço inox ou PVC e feitas de material que permitam a higienização. As temperaturas são reguladas de acordo com a categoria de alimentos.

Porém, em estabelecimentos onde não é possível uma maior quantidade de câmaras, pode-se adotar um único equipamento para refrigerados e outro para congelados. Nesses casos, a organização interna é essencial, utilizando prateleiras, caixas e divisórias para permitir a disposição separada dos gêneros.

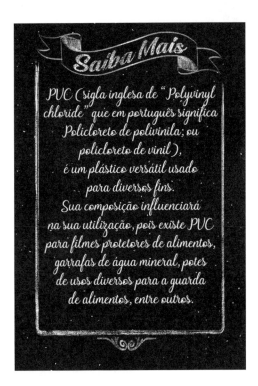

Saiba Mais

PVC (sigla inglesa de "Polyvinyl chloride" que em português significa Policloreto de polivinila; ou policloreto de vinil), é um plástico versátil usado para diversos fins. Sua composição influenciará na sua utilização, pois existe PVC para filmes protetores de alimentos, garrafas de água mineral, potes de usos diversos para a guarda de alimentos, entre outros.

DEPÓSITO DE ALIMENTOS NÃO PERECÍVEIS

Para os produtos secos, o ideal é um depósito de alimentos, com estantes e estrados. Tenha cuidado também para que a área seja ventilada e sem infiltração. Mantenha as estantes separadas para que haja circulação de ar e facilite a limpeza da área.

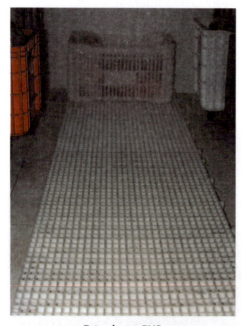

Estrado em PVC

IMPORTANTE!
Nunca armazene alimentos pré-prontos ou prontos para consumo no mesmo equipamento. O risco de contaminação cruzada é elevado.

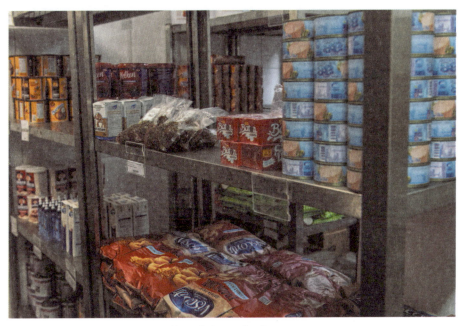
Parte interna de câmara

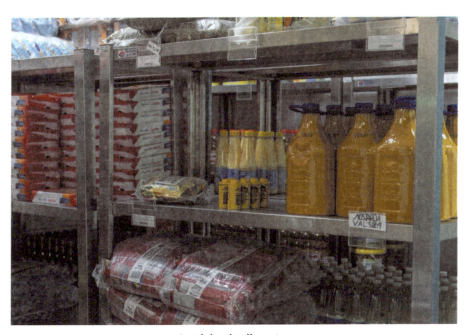
Depósito de alimentos

PRÉ-PREPARO

Essa área pode ainda ser subdivida em áreas de **carnes, peixes, confeitaria, panificação, saladas, catação** e outras.

Em algumas estruturas, como casas que sofreram adaptações para receber um serviço de alimentação, lanchonetes, unidades em shoppings e quiosques, não há espaço para que haja subdivisão de áreas. Nesses casos, é comum termos uma única área para o pré-preparo de todos os gêneros. A solução para evitarmos contaminação cruzada é organizarmos a dinâmica do processo de trabalho, definindo horários para manipulação de cada gênero com higienização da área entre cada um dos procedimentos.

Com exceção das áreas de panificação e higienização de hortifrúti, há uma recomendação quanto à refrigeração de áreas. As temperaturas devem ficar entre 12° e 18°C. Dessa forma, evita-se a multiplicação de microrganismos.

Caso não seja possível a refrigeração de áreas, controle o tempo de manipulação dos alimentos perecíveis, que não deve exceder 30 minutos. Trabalhe com porções, assim será mais fácil ter esse controle.

Cada área deve possuir equipamentos e utensílios específicos. De um modo geral, veremos alguns necessários:

1. **Carnes** – moinho, serra, amaciador de carne;
2. **Saladas** – cortador de legumes;
3. **Panificação** – masseira, divisora, modeladora, forno, carro de fermentação;
4. **Confeitaria** – batedeira, liquidificador, multiprocessador.

Incluímos ainda bancadas em aço inox e utensílios diversos como facas, tábuas, caixas plásticas, formas e outros.

PREPARO

A área de preparo é onde são realizados diversos procedimentos, como fazer marinadas, temperar, assar, fritar, cozinhar, grelhar. Portanto, é nessa área que ficam equipamentos como fogões, fornos, fritadeiras, chapas, banho-maria e *passthrough*.

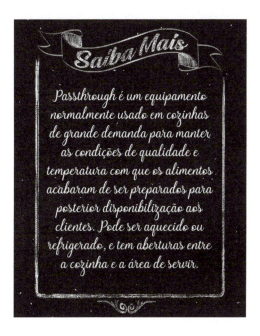

Saiba Mais

Passthrough é um equipamento normalmente usado em cozinhas de grande demanda para manter as condições de qualidade e temperatura com que os alimentos acabaram de ser preparados para posterior disponibilização aos clientes. Pode ser aquecido ou refrigerado, e tem aberturas entre a cozinha e a área de servir.

Acima de cada equipamento se faz necessário um exaustor com coifa, que irá sugar os vapores, mantendo a temperatura mais baixa. O exaustor evita, também, que os vapores formados mantenham o ambiente úmido e favoreça o desenvolvimento de mofos.

Não esqueça que todos os equipamentos devem estar dispostos de forma que facilite as operações e evite acidentes. Todos os utensílios necessários para cada preparo, como, por exemplo, facas, garfos e panelas, devem estar também nessa área.

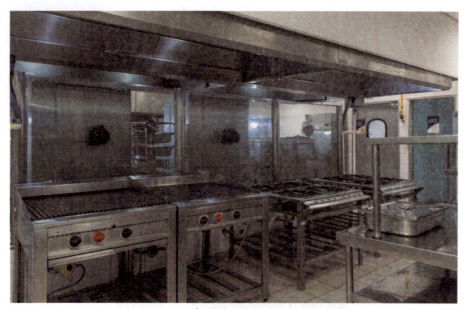
Área de preparo

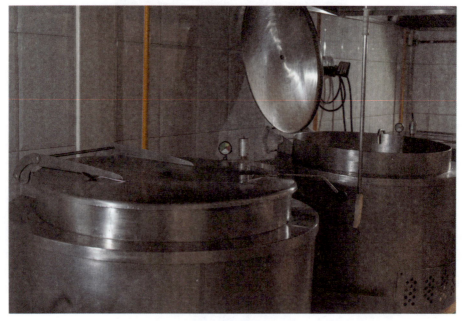
Área de preparo

DISTRIBUIÇÃO (SALÃO)

O salão é, também, uma área que deve ser bem planejada. Os clientes precisam estar confortáveis. Se possível, tenha um ambiente climatizado.

Temos duas opções: restaurantes **a la carte** e **self service**. Dependendo do tipo de serviço, serão necessários equipamentos diferentes.

Se seu estabelecimento tem o serviço *self service*, você irá precisar de um balcão térmico para alimentos frios (saladas, queijos, embutidos e sobremesas) e outro para quentes, de forma que haja manutenção da temperatura. É possível também a utilização de *réchauds*. Os pratos e talheres precisam estar próximos de forma que se mantenha um fluxo contínuo.

Se o sistema de cobrança é por peso, você irá precisar também de uma balança que deverá ficar ao fim do fluxo. Contudo, há outras sistematizações de cobrança, como, por exemplo, buffets de hotéis ou navios onde o serviço está incluso no pacote de hospedagem, sendo desnecessária a presença da balança.

Serviços como padarias e confeitarias têm seus produtos prontos para consumo ou embalados expostos em vitrines. Essas vitrines também devem ser refrigeradas ou aquecidas de acordo com a modalidade de alimentos ofertados.

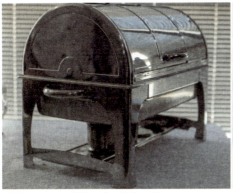

Tipo de *réchaud*

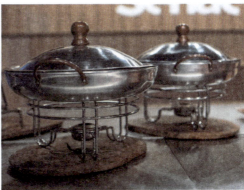

Tipo de *réchaud*

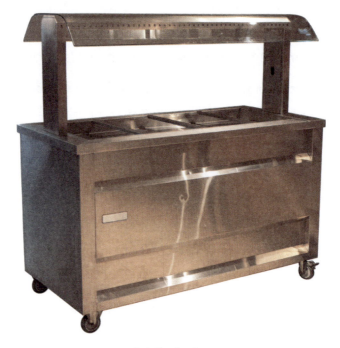

Balcão térmico

ÁREA DE LAVAGEM

Essa área é considerada uma área suja, pois todos os pratos, talheres, copos e panelas são lavados nesse ambiente. É necessária uma separação da área de lavagem de utensílios de mesa e da área de lavagem de panelas.

Na área de lavagem de utensílios de mesa a limpeza pode ser feita manualmente ou através de máquina de lavar, que já lava e desinfeta a quente numa temperatura acima de 70°C. Assim, não se faz necessário o uso de outro agente desinfetante, como por exemplo, o álcool 70%.

Nessa área também é necessário ter mesa em aço inox e armários para guardar os utensílios e panelas.

Preparando-se para produzir alimentos com segurança 35

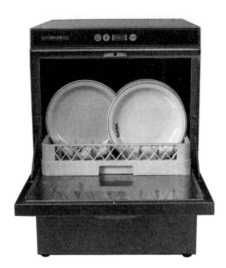

Máquina de lavar

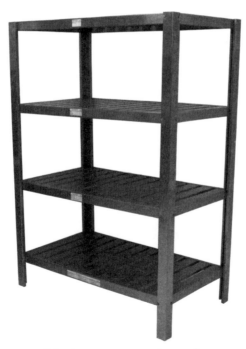

Estante para secagem de panelas

DEPÓSITO DE PRODUTOS DE LIMPEZA

O DML - Depósito de Material de Limpeza é uma área destinada à guarda de desinfetantes, detergentes, água sanitária, vassouras, esponjas, rodos, ou seja, todo o material a ser utilizado para a higiene do estabelecimento. São necessárias, também, estantes em aço inox para organização desses materiais.

Em estruturas menores, onde não há espaço para um depósito, você pode utilizar um armário exclusivo para o armazenamento desses produtos que, de maneira alguma, devem ter contato com os alimentos, a fim de evitar a contaminação química.

CASA DO LIXO

O lixo precisa também de armazenamento. Afinal, não é permitido que fique dentro da cozinha. Portanto, sua localização tem que ser afastada das áreas de recebimento e armazenamento. Normalmente, fica em um local de fácil acesso para remoção e sem cruzamento de áreas.

Você pode construir uma casa do lixo, onde internamente o piso e as paredes são de material lavável e impermeável. Os sacos contendo o lixo são colocados em recipientes com tampa. A porta de acesso possui proteção contra entrada de pragas.

O ideal é que você faça a separação do lixo em papel, orgânico, plástico e metal. Outra opção para o lixo orgânico é o uso de câmaras refrigeradas com temperatura regulada para 10°C. O armazenamento é semelhante à casa do lixo.

Não podemos esquecer que, sempre que o lixo for removido, toda área e lixeiras devem ser higienizadas.

Em atendimento à implantação da Política Nacional de Gestão de Resíduos, os municípios têm criado legislações que especificam tecnicamente e estabelecem os requisitos obrigatórios para o abrigo de resíduos. Portanto, além das exigências da legislação sanitária RDC 216, de 4 de setembro de 2004, você deve considerar as leis, resoluções ou portarias do seu estado ou município que regulamentam a gestão de resíduos.

Veja, a seguir, alguns exemplos de layout que poderão ajudar no momento em que você for pensar em construir ou adequar seu estabelecimento.

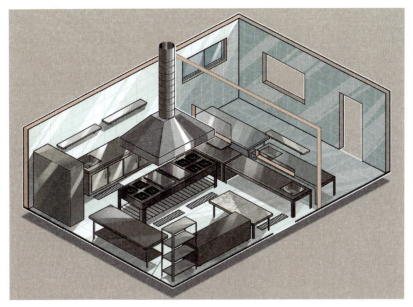

Layout de cozinha

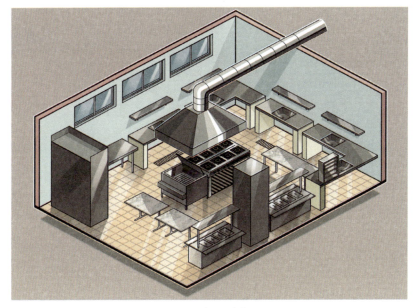

Layout de cozinha

38 Guia de boas práticas: produzindo alimentos com segurança

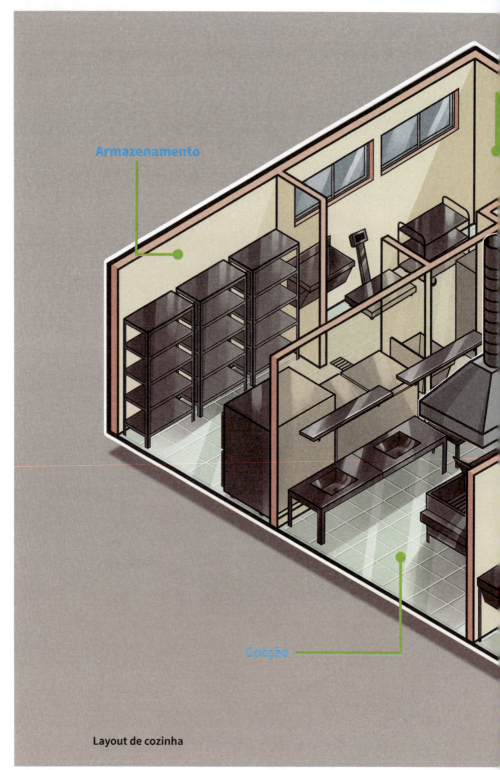

Layout de cozinha

Preparando-se para produzir alimentos com segurança 39

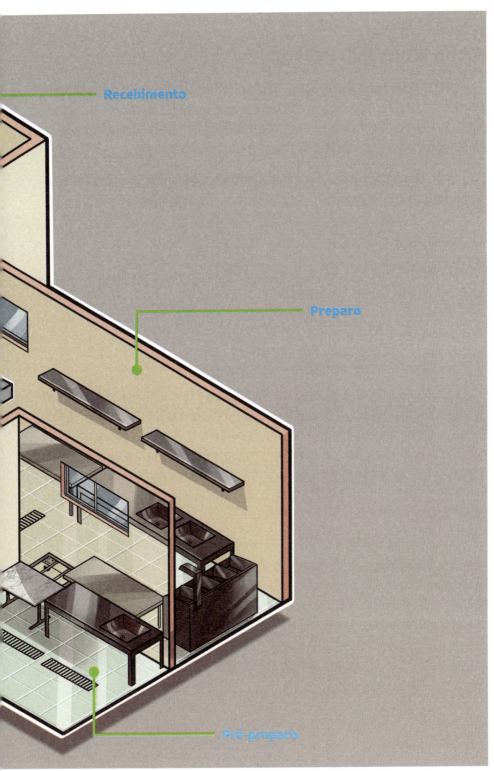

INSTALAÇÕES SANITÁRIAS

Você deve ter instalações sanitárias exclusivas para os manipuladores de alimentos. Devem ser separadas por sexo e possuir sanitários, chuveiros, pias, toalheiros, saboneteiras, lixeiras e armários individuais para que os manipuladores possam guardar suas roupas e objetos pessoais.

Não esqueça que não pode haver comunicação entre as instalações sanitárias e as áreas de armazenamento e produção de alimentos.

Vamos conhecer mais um pouco sobre a estrutura física

PISO, PAREDES E TETO

Ao escolher o tipo de piso, certifique-se de que ele seja resistente ao peso dos equipamentos, à circulação de carrinhos e aos produtos de limpeza. Ele deve ser de cor clara e possuir um revestimento liso mas antiderrapante para evitar acidentes. Não deve absorver água, ou seja, deve ser impermeável. A manutenção é importante. Conserte imediatamente rachaduras, trincas e mantenha o piso sempre bem conservado. Na instalação, faça uma inclinação em direção aos ralos para facilitar o escoamento da água.

As paredes e o teto também devem ser impermeáveis e laváveis. No caso das paredes, pode-se fazer um revestimento com material adequado. Avalie com frequência o aparecimento de infiltrações, goteiras e vazamentos que permitirão o crescimento de bolores. Caso sejam constatados alguns desses problemas, faça a manutenção e restauração com brevidade.

PORTAS E JANELAS

Para evitar a entrada de pragas, certifique-se de que estão bem ajustadas aos batentes. Coloque um fechamento automático nas portas de acesso às áreas de armazenamento e preparo de alimentos. Dessa forma, elas permanecerão sempre fechadas.

Não esqueça de proteger as portas com borrachas de vedação inferior, impedindo assim a entrada de insetos.

Sempre que possível, opte por iluminação natural, mas a localização das janelas não deve permitir que raios solares incidam diretamente sobre os alimentos. Coloque telas milimétricas removíveis para impedir a entrada de pragas. Certifique-se de que estejam ajustadas.

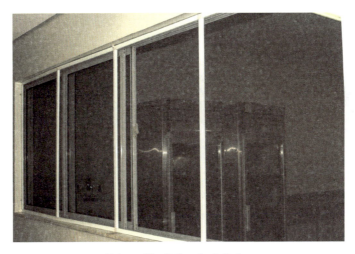

Telas milimétricas instaladas

IMPORTANTE!
As telas milimétricas devem ser adaptadas à dimensão das portas ou janelas e devem ser removíveis para que haja higienização periódica.

INSTALAÇÕES HIDRÁULICAS

Quando falamos das instalações hidráulicas, nos referimos tanto à água corrente que sai das torneiras como ao esgoto. Tenha cuidado para que não haja uma contaminação cruzada entre esses tipos de água. Observe frequentemente indícios de vazamentos.

No caso de esgotos, faz-se necessária a presença de caixas de gordura e de esgoto. O tamanho vai depender da quantidade de volume que é gerado. O importante é que não se localizem dentro de áreas de produção de alimentos. Coloque-as na área externa, assim evita-se a contaminação do ambiente durante a limpeza.

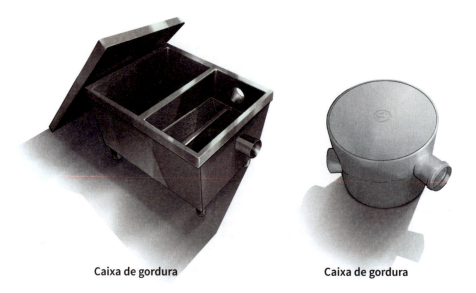

Caixa de gordura   Caixa de gordura

SISTEMA DE EXAUSTÃO E VENTILAÇÃO

Conforto térmico é a condição primordial para um ambiente de produção de alimentos. Evita contaminações e fadiga nos manipuladores, além de produzir aumento na produtividade. Como garantir? Instale sistema de exaustão na cozinha ou, se necessário, climatize. Em ambos os casos, a ventilação deve ser suficiente para renovar o ar, evitando a formação de vapores que irão se condensar e fornecer uma condição favorável para o desenvolvimento de mofo.

Por esse motivo, não é recomendável o uso de ventiladores para promover o conforto térmico do ambiente. A climatização deve ser feita através de sistema de exaustão ou uso de ar-condicionado posicionado de forma que seu fluxo de ar não incida diretamente sobre os alimentos.

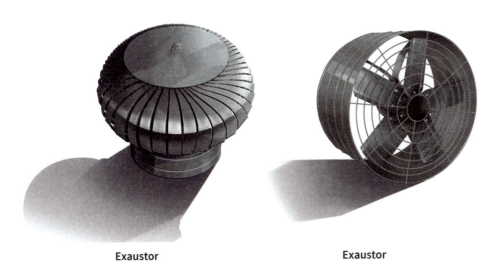

Exaustor   Exaustor

ILUMINAÇÃO

Um ambiente claro é essencial para a segurança das operações dentro da cozinha. Facilita a visualização de sujidades, avaliação das condições dos alimentos e catação de grãos. Como já mencionado anteriormente, opte pelo máximo de iluminação natural, instalando janelas. Mas como sabemos que não é suficiente, instale uma quantidade de lâmpadas suficientes para manter o ambiente claro.

Faça uso de lâmpadas frias e as de LED, que são mais econômicas, evitando assim o aquecimento do ambiente. Mas não esqueça que devem ser instaladas com sistemas de proteção para estarem resguardadas contra quedas e explosões.

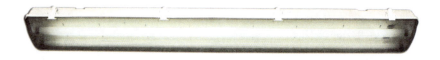

Luminária com proteção

HIGIENE PESSOAL

A higiene e conduta pessoal de manipuladores irão determinar a qualidade higiênico-sanitária dos alimentos produzidos.

Regras de conduta pessoal devem ser cumpridas para evitar a contaminação de alimentos:

1. Retirar os adereços (relógios, cordões, anéis, pulseiras, alianças etc.) ao manipular alimentos;
2. Usar uniformes limpos com trocas diárias;
3. Não usar perfume que possa transmitir odor aos alimentos;
4. Não fumar;
5. Não falar, tossir, espirrar, cantar ou assobiar sobre os alimentos;
6. Não enxugar as mãos em aventais;
7. Não secar o suor com as mãos, panos ou uniforme;
8. Tomar banho diariamente;
9. Não provar alimentos com as mãos;
10. Fazer exames médicos periódicos;
11. Higienizar as mãos frequentemente.

DICA:
Para que tenha um controle da troca diária do uniforme, você pode fazer marcações em cada conjunto.

CUIDANDO DA SAÚDE DOS MANIPULADORES

O manipulador de alimentos é um recurso humano precioso para a produção de alimentos. Lembre-se que um colaborador doente pode implicar em um alimento contaminado. Cuide do seu bem mais precioso.

A ida regular ao médico é importante. Faça exames laboratoriais como coprocultura e coproparasitológico, que são importantes para a identificação de manipuladores doentes.

Manipuladores com infecções respiratórias, cortes e ferimentos também devem ser afastados da manipulação de alimentos. Devem ser tratados para posteriormente voltar às suas atividades.

IMPORTANTE!

A legislação não menciona qual exame médico deve ser realizado. A ABNT NBR 15.635 indica o coprocultura (presença de bactérias patogênicas no intestino) e coproparasitológico (presença de parasitas intestinais). Contudo, outros exames podem ser solicitados para garantir a saúde do manipulador, como hemograma completo, VDRL, micológico de unhas das mãos e cultura de orofaringe. Fique atento às recomendações da legislação do seu estado ou município.

COMO HIGIENIZAR AS MÃOS

Para fazer a higiene correta das mãos, siga o procedimento a seguir:

1. Umedeça as mãos e antebraços com água;

2. Lave com sabonete líquido antisséptico;

3. Massageie as mãos e antebraços por pelo menos 30 segundos;

4. Enxague bem as mãos e antebraços;

5. Seque as mãos com papel toalha descartável e não reciclado.

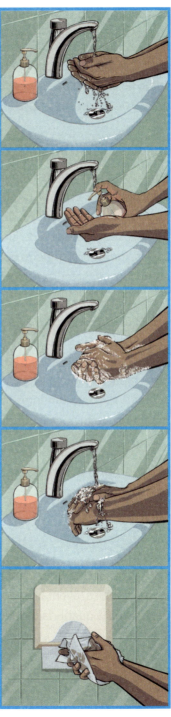

Sequência de lavagem das mãos

Caso não use sabonete bactericida, pode utilizar um sabonete sem cheiro e aplicar o álcool gel 70% para desinfecção ao fim do procedimento.

Em ambos os procedimentos, alguns pontos precisam ser observados, como lavar as mãos até o antebraço, deixar o tempo de contato recomendado pelo produto, usar sempre água potável e nunca usar papel toalha reciclado.

A higienização das mãos deve ser realizada **sempre que** você entrar na cozinha, quando for manipular alimentos, ao precisar mudar de atividade e quando suas mãos estiverem sujas. **Antes de** manipular alimentos prontos para consumo ou usar um utensílio e/ou equipamento higienizado, colocar uma luva de manipulação. **Depois que** sair do banheiro, tossir, espirrar, assoar o nariz, usar materiais de limpeza (esfregões e panos), pegar em sacarias ou caixas, mexer em dinheiro ou em qualquer interrupção de serviços, todos precisam fazer a higienização novamente.

CAPACITANDO MANIPULADORES

Pelo menos uma vez ao ano, toda equipe de manipuladores precisa de uma capacitação em segurança de alimentos. A legislação recomenda como conteúdos: contaminantes alimentares, doenças transmitidas por alimentos, manipulação higiênica dos alimentos e Boas Práticas.

Não esqueça que esse treinamento deve ser realizado por um profissional da área de alimentos e guarde a lista de presença ou cópia do certificado como comprovação.

USANDO LUVAS E UNIFORMES

O uniforme utilizado pelo manipulador de alimentos deve ser completo: calça, blusa, avental, e sapato fechado. Use cores claras. Cada manipulador deve ter uma quantidade suficiente de uniformes que permita trocas diárias.

O cabelo é um contaminante tanto de ordem física quanto biológica. Sua presença pode acarretar danos psicológicos e sentimento de nojo nos indivíduos. Além de contaminar com microrganismos, visto que existe uma microbiota natural presente nele. Portanto, protegê-los é imprescindível para proteção dos alimentos.

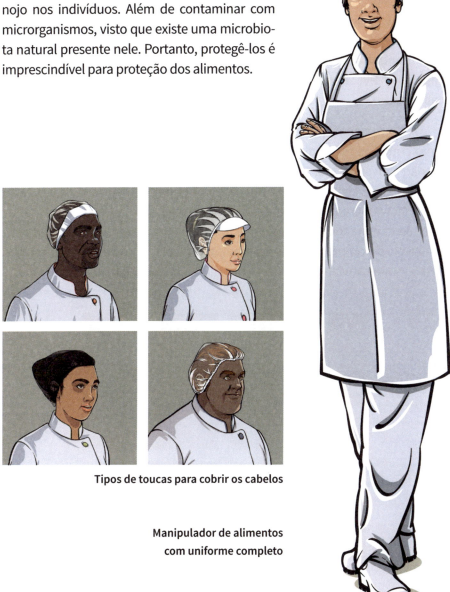

Tipos de toucas para cobrir os cabelos

Manipulador de alimentos com uniforme completo

Recomenda-se o uso das luvas na manipulação de alimentos prontos para consumo como saladas, cortes de frutas, fatiamento de carnes assadas e outros.

Existem quatro tipos de luvas que podem ser usadas para garantir a segurança tanto do alimento como do manipulador: **luvas para procedimento de manipulação de alimentos prontos para consumo** em vinil; **luvas de limpeza** em PVC; **luvas térmicas** em aramida com silicone; **luvas de corte** em malha de aço.

Vale ressaltar que as luvas de procedimentos podem representar um ponto crítico na manipulação e um veículo de contaminação se o manipulador não estiver atento. Como as mãos estão protegidas, pode ocorrer o toque em objetos com sujidades e/ou produtos químicos. Pela falta da sensação tátil, o indivíduo não sentirá necessidade de higienizar as mãos ou trocar as luvas, contaminando o alimento que tocar adiante. Sendo assim, o colaborador envolvido no processo de manipulação de alimentos deve estar sempre atento às suas atividades e trocar as luvas sempre que houver necessidade.

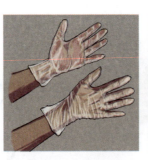

Luva para manipulação de alimentos prontos para consumo: vinil

Luva para limpeza: PVC

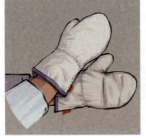

Luva térmica: aramida com silicone

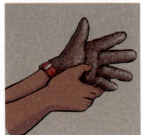

Luva de corte: malha de aço

Tipos de luvas

HIGIENIZANDO EQUIPAMENTOS, UTENSÍLIOS E AMBIENTES

Manter um ambiente limpo e livre de microrganismo é condição primária para iniciar o preparo de alimentos. Mantenha tudo organizado nos seus lugares.

Compre apenas produtos para limpeza e desinfecção que possua o registro na ANVISA e tenha cuidado de guardá-los em um local longe dos alimentos para que não haja uma contaminação química.

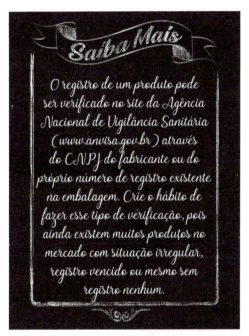

Saiba Mais

O registro de um produto pode ser verificado no site da Agência Nacional de Vigilância Sanitária (www.anvisa.gov.br) através do CNPJ do fabricante ou do próprio número de registro existente na embalagem. Crie o hábito de fazer esse tipo de verificação, pois ainda existem muitos produtos no mercado com situação irregular, registro vencido ou mesmo sem registro nenhum.

ALGUMAS ORIENTAÇÕES SÃO IMPORTANTES:

- Não use utensílios abrasivos como lã de aço e escovas de metal. Eles podem arranhar equipamentos e utensílios, permitindo o acúmulo de alimentos.

- Nunca varra o piso a seco. O pó subirá e contaminará todo o ambiente, incluindo equipamentos e utensílios.

- Jamais reutilize embalagens vazias, principalmente de produtos químicos que possam deixar resíduos.

- Ao diluir detergentes ou desinfetantes concentrados, siga corretamente as instruções do fabricante quanto à diluição e coloque em recipientes (pode ser borrifador) que devem estar sempre identificados.

- Não se esqueça de desligar equipamentos das tomadas ao realizar os procedimentos de limpeza para evitar choques elétricos ou acidentes.

- Sempre leia com atenção as orientações do fabricante dos produtos que irá utilizar. Assim você irá usá-lo de forma mais eficiente.

- Siga as instruções técnicas para limpeza de equipamentos e utensílios conforme descritas no manual do equipamento e no manual de boas práticas para evitar danos e prejuízos.

DICA:
Comece sempre a limpeza de cima para baixo, assim você evita que toda sujeira e microrganismos voltem para as áreas que já foram higienizadas.

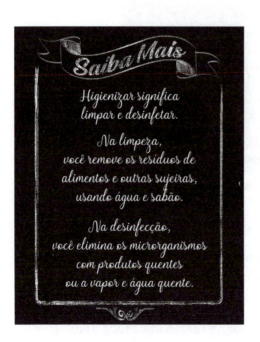

Saiba Mais

Higienizar significa limpar e desinfetar.

Na limpeza, você remove os resíduos de alimentos e outras sujeiras, usando água e sabão.

Na desinfecção, você elimina os microrganismos com produtos quentes ou a vapor e água quente.

Para executar os procedimentos de higiene você pode usar produtos químicos ou o calor. Vejamos como proceder:

EQUIPAMENTOS E UTENSÍLIOS	FREQUÊNCIA	PROCEDIMENTOS
Batedeira **Liquidificador** **Extrator de suco** **Fatiador de frios**	Após o uso	**Parte fixa (motor)** 1. Desligar da tomada, proteger o fio e o plugue; 2. Remover sujeira grossa; 3. Lavar com água e detergente neutro com o auxílio de uma esponja; 4. Enxaguar com auxílio de pano de limpeza descartável ou papel toalha; 5. Secar naturalmente; 6. Limpar a seco as partes fixas, fios e tomadas; 7. Finalizar com pano tipo *perfex* embebido em álcool 70%. **Parte móvel** 1. Remover a sujeira; 2. Lavar com água e detergente; 3. Enxaguar; 4. Aplicar solução clorada e deixar agir por um mínimo de 5 até 15 minutos; 5. Deixar secar naturalmente. Em caso de uso imediato, secar com pano de limpeza descartável ou papel toalha; 6. Montar o equipamento.

(continua)

(continuação)

EQUIPAMENTOS E UTENSÍLIOS	FREQUÊNCIA	PROCEDIMENTOS
Forno micro-ondas	Diário e aplicar desincrustante uma vez por semana	1. Raspar as crostas de gordura com a ajuda de uma espátula; 2. Lavar com detergente neutro; 3. Enxaguar; 4. Secar naturalmente.
Forno elétrico **Forno combinado**	Uma vez por semana	1. Aplicar desincrustante com auxílio de borrifador, deixar agir por 10 a 20 minutos; 2. Esfregar o equipamento usando uma fibra de limpeza; 3. Enxaguar e deixar secar naturalmente.
Exaustor **Coifa** **Coifa industrial**	Exaustor e coifa (parte externa): semanal Ductos e exaustor (parte interna): trimestral	**Ducto** Serviço terceirizado. **Exaustor e coifa** 1. Lavar com detergente neutro; 2. Esfregar o equipamento com esponja; 3. Enxaguar; 4. Aplicar o desincrustante e deixar agir de 10 a 20 minutos (caso necessário); 5. Secar naturalmente.

(continua)

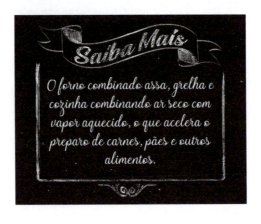

Saiba Mais

O forno combinado assa, grelha e cozinha combinando ar seco com vapor aquecido, o que acelera o preparo de carnes, pães e outros alimentos.

(continuação)

EQUIPAMENTOS E UTENSÍLIOS	FREQUÊNCIA	PROCEDIMENTOS
Refrigeradores **Freezers**	Diária (manutenção) e quinzenal (higienização geral)	1. Desligar da tomada, proteger o fio e o plugue; 2. Remover sujeira grossa; 3. Lavar externamente e internamente (incluindo as partes removíveis) com detergente neutro; 4. Enxaguar; 5. Secar com pano de limpeza descartável ou papel toalha; 6. Aplicar álcool 70%; 7. Limpar a seco os fios e tomadas; 8. Finalizar com pano de limpeza descartável embebido em álcool 70%.
Ralo abre e fecha **Grelha** **Pisos**	Diário Faxina geral: semanal	1. Retirar todos os resíduos sólidos; 2. Lavar com vassoura exclusiva e detergente neutro; 3. Aplicar uma solução clorada e deixar agir por 15 minutos; 4. Esfregar bem e enxaguar; 5. Puxar com rodo exclusivo o excesso de água em direção aos ralos ou grelhas; 6. Secar naturalmente.
Luminárias	Semanal	1. Retirar a proteção e lavá-la com detergente neutro; 2. Enxaguar e secar; 3. Espanar a armação da luminária e as lâmpadas; 4. Montar a luminária.

(continua)

(continuação)

EQUIPAMENTOS E UTENSÍLIOS	FREQUÊNCIA	PROCEDIMENTOS
Pias Bancadas Estantes Armários Prateleiras	Pias: após o uso Bancadas: antes e após o uso Estantes, armários e prateleiras: semanal	1. Retirar todos os resíduos sólidos; 2. Lavar com esponja e detergente neutro; 3. Enxaguar; 4. Borrifar solução clorada e deixar agir por 15 minutos; 5. Enxaguar; 6. Puxar a água com rodo exclusivo e devidamente higienizado; 7. Deixar secar naturalmente.
Tábuas de corte Depósitos plásticos	Após o uso	1. Retirar o excesso de resíduos sólidos; 2. Lavar com detergente neutro e esponja; 3. Enxaguar; 4. Colocar de molho em solução clorada e deixar agir por 15 minutos; 5. Enxaguar; 6. Deixar secar naturalmente; 7. Manter coberto ou protegido.

(continua)

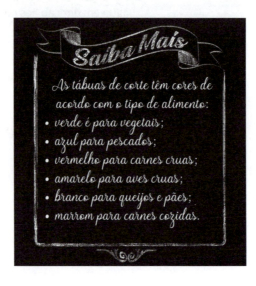

Saiba Mais

As tábuas de corte têm cores de acordo com o tipo de alimento:
- verde é para vegetais;
- azul para pescados;
- vermelho para carnes cruas;
- amarelo para aves cruas;
- branco para queijos e pães;
- marrom para carnes cozidas.

(continuação)

EQUIPAMENTOS E UTENSÍLIOS	FREQUÊNCIA	PROCEDIMENTOS
Copos Pratos Talheres Utensílios em geral	Após o uso	**Manual** 1. Remover resíduos sólidos; 2. Lavar com esponja e detergente neutro; 3. Enxaguar; 4. Deixar secar naturalmente; 5. Higienizar com álcool 70%; 6. Secar naturalmente; 7. Guardar coberto. **Na máquina de lavar** Observar orientação do fabricante.
Panelas em geral	Após o uso	1. Retirar o excesso de resíduos sólidos; 2. Lavar com detergente neutro e esponja; 3. Enxaguar; 4. Aplicar um desincrustante e deixar agir por 10 a 20 minutos (se necessário); 5. Enxaguar; 6. Deixar secar naturalmente; 7. Guardar protegido.
Parede	Diário Faxina geral: semanal	1. Retirar possíveis resíduos sólidos ou teias; 2. Aplicar detergente com esponja, começando de cima para baixo; 3. Enxaguar; 4. Aplicar uma solução clorada e deixar agir por 15 minutos; 5. Enxaguar; 6. Secar naturalmente.

(continua)

EQUIPAMENTOS E UTENSÍLIOS	FREQUÊNCIA	PROCEDIMENTOS
Teto e forro	Quinzenal	1. Cobrir os equipamentos; 2. Com um pano umedecido com água e com auxílio dos espanadores, retirar a poeira e teias de aranha; 3. Lavar o pano e umedecê-lo em solução clorada e passar no teto cuidadosamente; 4. Deixar a solução secar naturalmente.
Tela milimétrica	Mensal	1. Retirar a tela da janela; 2. Remover sujeira grossa com auxílio de escovão; 3. Lavar com água e detergente neutro com o auxílio de uma esponja e, caso necessário, escovão; 4. Enxaguar; 5. Secar naturalmente; 6. Montar na janela.
Interruptores e tomadas	Semanal	1. Limpar com esponja umedecida em detergente neutro; 2. Esfregar quando houver sujidades; 3. Retirar o detergente com um pano limpo umedecido com água; 4. Aplicar álcool 70%.

(continua)

CUIDADO!
Não permitir que a água entre em contato com a parte elétrica.

(continuação)

EQUIPAMENTOS E UTENSÍLIOS	FREQUÊNCIA	PROCEDIMENTOS
Lixeira com pedal	Diária	1. Proteger as mãos com luvas; 2. Retirar o lixo, amarrar o saco. Verificar se o saco não está furado. Caso esteja, colocá-lo dentro de outro saco; 3. Levar o lixo para a casa do lixo; 4. Fazer uma pré-lavagem das lixeiras só com água e jogá-la no ralo; 5. Aplicar detergente neutro com o auxílio de uma fibra de limpeza; 6. Enxaguar; 7. Aplicar a solução clorada e deixar agir por 15 minutos; 8. Secar naturalmente; 9. Antes de usá-la, colocar um saco plástico, de acordo com a capacidade da lixeira.
Casa do lixo	Sempre que recolher o lixo	1. Varrer, retirando todo o lixo e recolher; 2. Fazer uma pré-lavagem somente com água no teto, paredes, piso e porta; 3. Aplicar detergente neutro e esfregar bem com uma vassoura; 4. Enxaguar; 5. Aplicar a solução clorada e deixar em agir por 15 minutos; 6. Puxar excesso de água com rodo; 7. Secar naturalmente.

Saiba agora como preparar uma solução clorada para desinfecção

Você pode usar água sanitária comercial para preparar a solução clorada. Depois de preparada, caso não use logo, colocar em um recipiente fechado e usar em até 6 horas.

Para cada litro de água
use 1 colher de sopa (10 ml) de água
sanitária = entre 2 e 2,5% de cloro

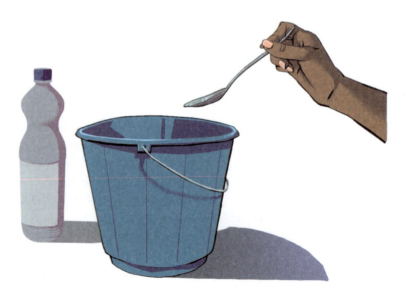

Preparo de solução clorada

CONTROLANDO PRAGAS E VETORES URBANOS

O que você considera como praga?

Vamos refletir...

Se pensou em ratos, baratas, moscas e formigas, você está correto. Mas existem outras pragas inimagináveis, como pássaros, aranhas e morcegos.

O controle de pragas pode ser realizado através de procedimentos preventivos e corretivos. Vamos conhecer alguns desses cuidados que farão toda a diferença.

Para os procedimentos preventivos, você tem de controlar os 3A: alimento/água, acesso e abrigo.

Evite fornecer **alimento** ou **água** para as pragas com as seguintes ações:

- **Protegendo bem os alimentos, mantendo as embalagens fechadas, bem como os depósitos de alimentos;**
- **Não deixando o piso sujo ou com água empossada. Isso será uma atração para as pragas;**
- **Retirando frequentemente o lixo das áreas de preparo e comercialização de alimentos;**
- **Nunca deixando a lixeira suja dentro da cozinha;**
- **Mantendo a casa do lixo sempre limpa e organizada mesmo com a presença de lixo dentro.**

O **acesso** é o local através do qual as pragas podem entrar no estabelecimento. Medidas bem simples ajudarão, como por exemplo:

Coloque tela milimétrica em todas as aberturas de ventilação. Isso inclui janelas também. E não esqueça que elas podem entrar também pelos ralos, portanto coloque tela neles também.

Proteja a parte inferior das portas de acesso à cozinha e do depósito de alimentos colocando uma barreira.

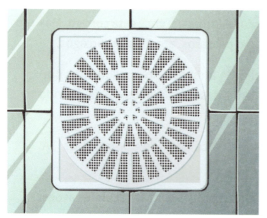
Ralo com proteção

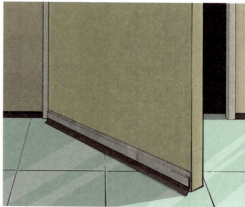
Proteção de portas

Não coloque caixas de papelão nos depósitos de alimentos, elas são um excelente acesso de pragas à área interna.

Não esqueça: examinar regularmente as áreas internas e externas para detectar evidências da presença e infestação de pragas.

E, finalmente, contrate uma empresa especializada para realizar a dedetização. Solicite da empresa os seguintes documentos:

- **Registro sanitário;**
- **Certificado de dedetização;**
- **Lista dos produtos usados com o número do registro, local onde foi aplicado e o antídoto indicado.**

Tome alguns cuidados antes de realizar uma dedetização. Proteja bem os alimentos e utensílios. Conforme orientação da empresa especializada, realize a lavagem da área e dos equipamentos após o serviço e antes do uso. Assim você evita uma contaminação química dos alimentos.

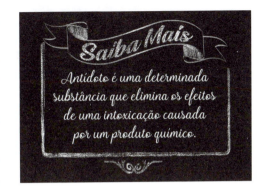

Saiba Mais

Antídoto é uma determinada substância que elimina os efeitos de uma intoxicação causada por um produto químico.

A QUALIDADE DA ÁGUA

A água tem três características básicas: é incolor, inodora e insípida. Garantir a potabilidade é essencial para nossa saúde.

Armazene a água em local fechado com tampa e sem rachaduras. Pode ser uma caixa d'água ou uma cisterna.

Você precisa realizar a higiene da caixa d'água a cada seis meses. E a qualquer momento, se houver algum tipo de contaminação. Observe se existe uma tampa e se há algum tipo de rachadura.

O procedimento de higiene a seguir irá te ajudar:

1. **Feche o registro da água;**
2. **Escove as paredes internas da caixa d'água até que toda sujeira saia;**
3. **Enxague e retire toda sujeira;**
4. **Aplique uma solução clorada, borrifando as paredes e deixando-as sempre úmidas. Deixe em contato por 2 horas;**
5. **Depois abra as torneiras e deixe o líquido passar por toda tubulação;**
6. **Feche as torneiras e abra o registro.**

> **DICA:**
> Prepare a solução clorada adicionando 4 colheres de sopa (40 ml) de hipoclorito de sódio em 20 litros de água. Se você não tiver hipoclorito, pode usar água sanitária adicionando 1 copo americano (200 ml) em 20 litros de água.

Não esqueça de solicitar a análise laboratorial da água após a higiene da caixa d'água. Colete a água de acordo com as orientações do laboratório. As análises recomendadas são bacteriológicas e fisico-químicas.

Caso haja uso de água de poço, é necessário instalar uma bomba dosadora de cloro para garantir a potabilidade da água. Esse equipamento irá evitar a presença de microrganismos nocivos à qualidade da água. Consulte também empresas especializadas em instalação e realize acompanhamento periódico da qualidade de água.

> **DICA:**
> Pensando no meio ambiente, após fechar o registro da água continue utilizando-a normalmente até que o volume atinja um palmo de altura.

CAPÍTULO 3
PRODUZINDO ALIMENTOS COM SEGURANÇA

Para que os alimentos não causem nenhum dano à saúde de quem for consumi-los – como a sua família e seus clientes – é preciso muito cuidado com a segurança antes, durante e após o preparo.

FORNECEDORES DE INGREDIENTES

O primeiro passo é selecionar seus fornecedores. Opte por ingredientes de marcas conhecidas pela sua qualidade. Caso necessário, e sendo possível, faça uma visita ao seu fornecedor para ver como ele produz os ingredientes que você utiliza. Observe os manipuladores, a área de armazenamento, se tudo está tudo limpo e organizado. Caso não seja possível fazer as visitas, solicite certificados de qualidade, laudos técnicos, resultados de análises de amostras. Fornecedores que possuem esse tipo de documentação têm procedimentos de boas práticas implantados.

RECEBENDO OU COMPRANDO OS INGREDIENTES

Agora é hora de receber os ingredientes. Caso sejam entregues diversos tipos de alimentos ao mesmo tempo, receba e guarde primeiro os resfriados, depois os congelados e, por último, os secos.

Estabeleça um horário de recebimento, pois você precisa avaliar as condições do alimento antes de recebê-lo, isso inclui também a integridade e as informações da embalagem. Confira se o veículo de entrega observa as condições de higiene. Importante também verificar a temperatura do veículo e as condições dos alimentos que são transportados refrigerados ou congelados.

Mas se você faz as compras em um supermercado, não esqueça de levar uma caixa ou sacola térmica para assegurar a temperatura dos alimentos resfriados e congelados. Que eles sejam os últimos alimentos a serem colocados no carrinho.

O que você deve procurar no rótulo das embalagens:

- **Nome do produto;**
- **Dados do fabricante;**
- **Data de fabricação, validade e lote;**
- **Registro do órgão fiscalizador;**
- **Alerta de alergênicos;**
- **Temperatura e orientações para armazenamento.**

DICA: Tenha mais de uma opção de fornecedor para os ingredientes. Assim, caso algum não possa entregar, você tem como recorrer a outro.

Alguns cuidados são necessários ao receber ou rejeitar um alimento. Veja quando receber ou descartar um alimento.

CARNES BOVINAS

Quando frescas, são compactas, apresentam gordura branca e firme, cor vermelho-brilhante e cheiro agradável. Não compre se a carne estiver escura ou esverdeada, o cheiro for desagradável e não houver origem determinada e carimbo de inspeção do Ministério da Agricultura, denominado Serviço de Inspeção Federal (SIF).

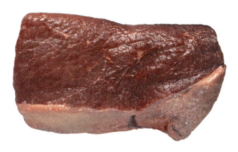

Própria para consumo

CARNES MOÍDAS

Preferencialmente, a carne deve ser moída na vista do consumidor, para que não haja mistura de carne boa com carne deteriorada. E também, para que o pedido do cliente com relação ao tipo de carne seja atendido e não ocorra mistura de carne de primeira com carne de segunda. Essa carne também deve ser inspecionada e ter o SIF. Se as carnes moídas já estiverem embaladas, não esquecer de checar a data de validade e todas as outras informações contidas no rótulo.

CARNES SUÍNAS

Seguem as mesmas orientações das carnes bovinas, no entanto apresentam cor mais clara e cheiro agradável. A carne suína requer uma atenção especial! Ela estará deteriorada se apresentar pequenas bolinhas brancas denominadas "canjicas".

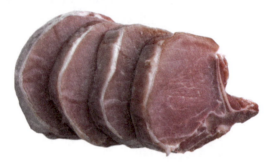

Própria para consumo

AVES

Quando boas, apresentam consistência firme, superfície brilhante, o odor suave e a cor pode variar de branco ao amarelo. Quando deterioradas, apresentam cor esverdeada, cheiro forte, consistência pegajosa e aspecto limoso. As carnes de aves também devem apresentar o carimbo do SIF e a validade conferida.

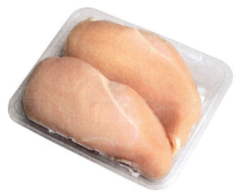

Própria para consumo

PEIXES, CRUSTÁCEOS E MARISCOS

Os peixes, quando frescos, apresentam olhos salientes e brilhantes, as guelras vermelhas, as escamas firmes, a pele brilhante, o corpo firme, não cedendo à pressão dos dedos quando tocados, voltando rapidamente à posição inicial. E o cheiro é suave.

O camarão deve estar com a cabeça presa ao corpo e a carapaça firme, além das outras características acima citadas. Já os peixes secos, como o bacalhau, apontam características de deterioração quando apresentam manchas úmidas ou avermelhadas pelo corpo.

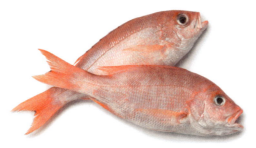

Próprio para consumo

OVOS

Quando novos, apresentam a casca menos porosa, mais limpa e sem rachaduras. O ovo **não** deve ser utilizado quando tiver cheiro e sabor desagradável, não característico. Sempre observe o rótulo, principalmente a data de validade e se a temperatura recomendada para conservação está sendo respeitada.

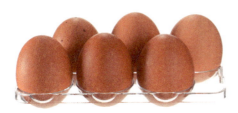

Próprio para consumo

Impróprio para consumo

LATICÍNIOS

O leite **não** deve ser consumido quando apresentar cor, odor e consistência alterados, como, por exemplo, se estiver talhado.

O queijo **não** deve ser consumido quando apresentar aspecto limoso, presença de mofo, além de cor e odor alterados.

A tampa estufada no iogurte é sinal de multiplicação de microrganismos.

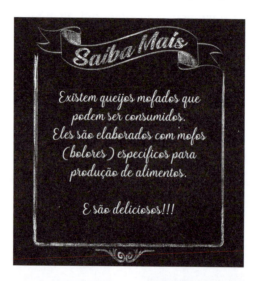

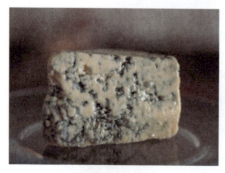

Queijo Roquefort

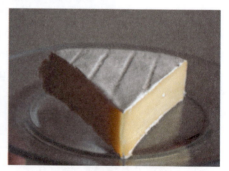

Queijo Brie

EMBUTIDOS

Salsicha, linguiça, salame, mortadela e presunto devem apresentar a cor original, sem fungos ou excesso de corantes, o aspecto não pode ser limoso nem ter consistência mole. As salsichas e linguiças não podem ter bolhas de ar ou líquidos.

FRUTAS, LEGUMES E HORTALIÇAS

As frutas e legumes, quando próprios para o consumo, devem estar frescos, com cores brilhantes, sem manchas ou partes estragadas, **não** apresentar mofo ou partes amolecidas. A cor, o cheiro e a consistência **não** devem ter alterações em relação as suas características de origem.

As hortaliças não devem estar murchas nem as frutas enrugadas ou com perfurações. O excesso e/ou a falta de umidade também são fatores que devem ser observados na hora de adquirir ou consumir o alimento.

O ideal é dar preferência às frutas e hortaliças da estação, pois são mais saudáveis, conservam melhor os nutrientes, além de serem mais econômicas.

ENLATADOS

Os produtos enlatados devem se apresentar com embalagens intactas, sem estufamentos, amassamentos ou ferrugens. O estufamento pode significar que microrganismos se multiplicaram no produto e produziram gases.

Existe uma camada de verniz internamente que evita o contato do alimento com componentes químicos da lata. No caso de amassamento ou ferrugens, a camada do verniz pode se romper, contaminando quimicamente o alimento.

ARMAZENANDO

Recebeu as mercadorias? Agora é hora de guardar. Siga sempre as instruções contidas nos rótulos dos produtos.

Alimentos congelados devem ser acondicionados em freezers ou câmaras de congelamento a uma temperatura de -18ºC, ou menos. No caso de alimentos refrigerados, podem ser guardados em refrigeradores ou câmaras de refrigeração. Recomenda-se uma temperatura em torno de 4°C. E para alimentos secos, estoque em temperatura ambiente.

Controle a validade dos produtos. Assim, não haverá produtos vencidos e você não terá perdas. Organize seu estoque colocando sempre na frente os produtos que irão vencer primeiro. Esse tipo de controle é também chamado de **PVPS, primeiro que vence é o primeiro que sai**. Mas alguns produtos não têm validade, como no caso das frutas e verduras a granel. Nesse caso, adote o sistema **PEPS, primeiro que entra é o primeiro que sai**, assim não haverá risco do uso de produtos com a qualidade alterada e perdas ou prejuízos.

Evite caixas de papelão dentro do seu estoque, para evitar o acesso de pragas. Transfira os produtos para caixas plásticas.

Tenha sempre estrados para evitar que alimentos fiquem em contato direto com o chão, evitando a umidade e o acesso de pragas. Coloque estantes e estrados a uma distância de pelo menos 10 cm do piso e das paredes.

Se precisar transferir os alimentos de suas embalagens originais, coloque-os em recipientes plásticos com tampa e coloque uma etiqueta com as informações transcritas. A etiqueta deve conter as seguintes informações: nome do produto, data do porcionamento ou de fabricação, e data de validade.

Por fim, para armazenar diferentes alimentos em um refrigerador siga a seguinte ordem: alimentos prontos para consumo em prateleiras superiores, alimentos semiprontos e/ou pré-preparados nas prateleiras do meio e alimentos crus e/ou descongelando sempre nas prateleiras inferiores.

Produzindo alimentos com segurança 73

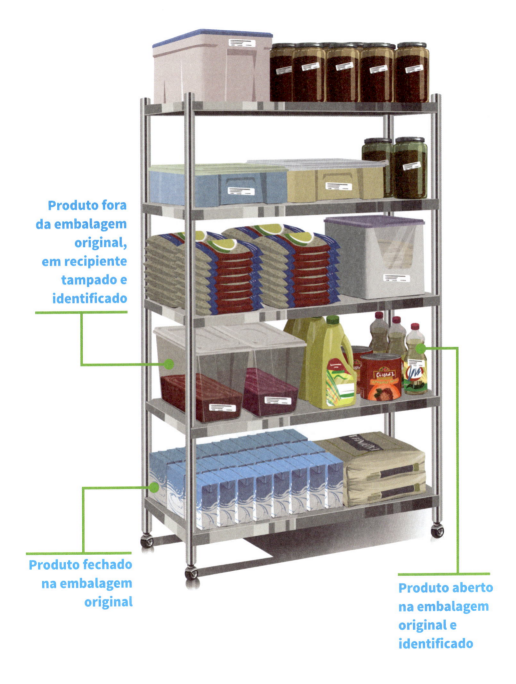

Produto fora da embalagem original, em recipiente tampado e identificado

Produto fechado na embalagem original

Produto aberto na embalagem original e identificado

DESSALGANDO ALIMENTOS

Há alimentos que requerem um processo de retirada de sal, como é o caso de bacalhau, carne de sol, carne de charque ou seca (de acordo com a região). É necessário garantir a segurança do alimento durante processo de dessalgue para que não haja contaminação.

Temos então duas possíveis formas de efetuar o dessalgue: fervura ou refrigeração.

Na fervura, a troca da água deve ser realizada até a retirada parcial ou total do sal. Esse procedimento não é recomendado para bacalhau, pois este estaria cozido antes da segunda troca de água.

No caso da refrigeração, o alimento é colocado na água a uma temperatura máxima de 5°C e ocorre também trocas sucessivas de água.

Em ambos os processos, caso o alimento não seja imediatamente preparado, deve ser guardado sob refrigeração até seu uso. Não esqueça que o fator controlador da multiplicação microbiana, o sal, foi removido.

DESCONGELANDO CARNES, AVES, PEIXES E PRATOS PRONTOS

Não podemos esquecer que, em alimentos congelados, os microrganismos estão apenas adormecidos, portanto é necessário um controle da temperatura durante o seu descongelamento.

Então, o que devemos fazer?

Retire os alimentos do freezer ou câmara de congelamento e coloque no refrigerador ou câmara de refrigeração. Deixe-os lá até que o descongelamento finalize ou que seja possível cortá-los.

Você pode também usar o micro-ondas para o descongelamento. Uma opção para pequenas porções (média de 200g) como, as carnes de hambúrgueres é levar diretamente para a cocção. Outra alternativa para as pequenas porções é levar diretamente para o descongelamento.

Em ambos os casos, se não forem ser usados de imediato, os alimentos descongelados precisam ser guardados na refrigeração até o uso. Mas nunca recongele os alimentos. Além de perderem nutrientes e sabor, também terão a quantidade de microrganismos aumentada durante um novo descongelamento.

HIGIENIZANDO VEGETAIS

Os vegetais podem apresentar uma quantidade muito grande de microrganismos, portanto, para seu consumo, é necessário proceder a uma higienização conforme descrito abaixo:

1. Selecionar as verduras e frutas estragadas ou impróprias para o consumo e descartá-las;
2. Colocar em 1 litro de água 10 ml (1 colher de sopa) de água sanitária;
3. Colocar os vegetais e frutas dentro da solução por 15 minutos;
4. Enxaguar em água potável;
5. Retirar o excesso de água por escoamento;
6. Transferir os vegetais e frutas para uma caixa plástica limpa e com tampa.

IMPORTANTE!
Nem toda água sanitária é recomendada para a higienização de vegetais. Observe o rótulo e veja se na lista de ingredientes tem apenas hipoclorito de sódio.

COZINHANDO, REAQUECENDO E RESFRIANDO ALIMENTOS

Durante a cocção e o reaquecimento, os alimentos atingem uma temperatura de 70ºC no centro geométrico do alimento/preparação. Para alguns alimentos, como, por exemplo, pães, arroz e feijão, não é necessária a medição de temperatura, sendo observadas apenas características como sabor e aparência.

No caso de frituras, são tomados alguns cuidados para garantir a segurança dos alimentos. A gordura deve ser desprezada sempre que se verificar alteração na cor, odor ou sabor. No caso do óleo, observar também a formação intensa de espuma e fumaça. Óleos e gorduras não devem ter temperaturas superiores 180ºC.

A temperatura do alimento tem que passar de 60ºC para 10ºC em, no máximo, 2 horas. É possível deixar à temperatura ambiente até que esteja próxima (mas acima) de 60ºC e depois finalizar na refrigeração.

SERVINDO OS ALIMENTOS COM SEGURANÇA

Hora de servir o que foi preparado! Veremos como é possível servir os alimentos sem que haja risco de contaminação e multiplicação de microrganismos.

O controle principal se dá através da temperatura e higiene dos utensílios que serão utilizados para servir. Consideremos as situações possíveis:

RESTAURANTE *SELF SERVICE*

Um restaurante tipo *self service* é aquele no qual a comida é vendida no quilo, portanto os alimentos são preparados antes e dispostos em equipamentos que irão manter a temperatura.

Para servir pratos frios, tenha pistas frias, onde a temperatura deve estar no máximo em 10°C e deve ficar em exposição por, no máximo, 1 hora.

Já para pratos quentes, é possível usar *réchaud* e pista quente. A temperatura do alimento deve estar no mínimo em 60°C e a água, pelo menos em 85°C. Mas não esqueça que esses tipos de equipamentos irão apenas manter a temperatura, portanto os alimentos já devem ir para a exposição na temperatura mínima de 60°C.

Importante também que os alimentos mantenham essas temperaturas enquanto aguardam a reposição lá no salão do restaurante. Você pode usar um equipamento tipo estufa chamado *pass through*, que pode ser tanto para alimentos servidos quentes como frios.

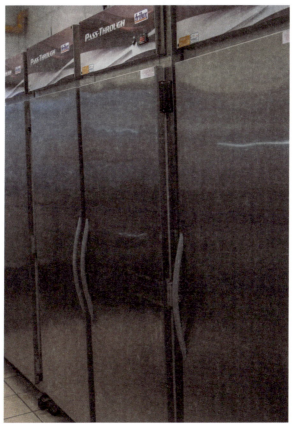

Pass through

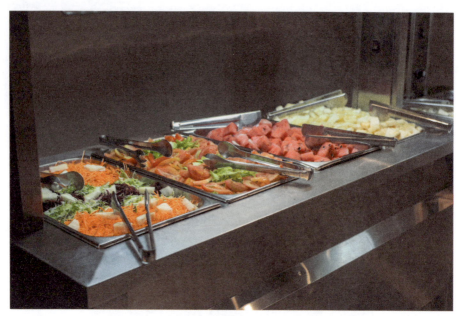

Pista fria

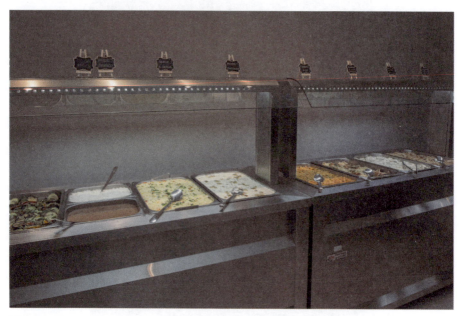

Pista quente

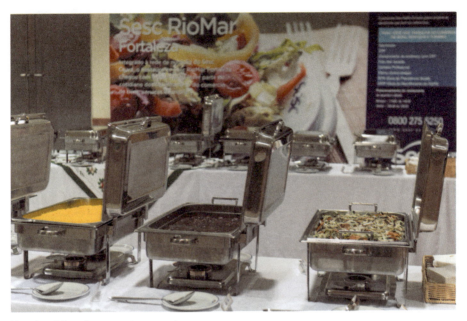
Uso de *réchaud* para pratos quentes

RESTAURANTE *A LA CARTE*

No restaurante *a la carte*, o pedido sai na hora em que o cliente escolhe o prato. Nesse tipo de serviço fica muito mais fácil controlar a temperatura. À medida em que o alimento fica pronto, ele é direcionado imediatamente à mesa do cliente.

LANCHONETE

Em lanchonetes, é preciso controlar as temperaturas de exposição dos alimentos como, por exemplo, salgados e sobremesas.

A temperatura para produtos prontos, como salgados, é a mesma, ou seja 60°C, e deve ficar em exposição por no máximo 6 horas, sendo usados expositores quentes.

Para evitar o ressecamento, você pode colocar dentro do expositor um copo com água para umidificar o ar. Você pode colocar também uma quantidade bem menor de salgados e, para dar uma impressão de maior quantidade, use expositores com espelhos.

Para expor as sobremesas, deixe a temperatura do expositor até 5°C e exponha os produtos por até 3 dias.

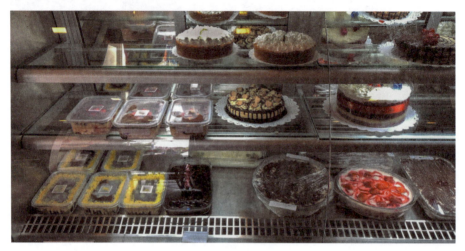

Expositor de doces

CAPÍTULO 4
TRANSPORTANDO ALIMENTOS COM SEGURANÇA

Se você trabalha com fornecimento de alimentos, tipo marmitaria e alimentação transportada, manter a temperatura durante o transporte é desafiante. Você pode usar caixas térmicas, isopor e até mesmo isobox.

Mantenha tudo limpo e organizado. Separe os alimentos quentes dos frios de forma a garantir a manutenção da temperatura de todos.

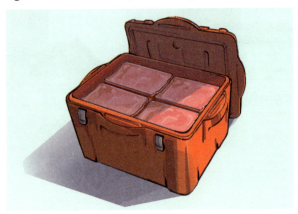

Caixa térmica

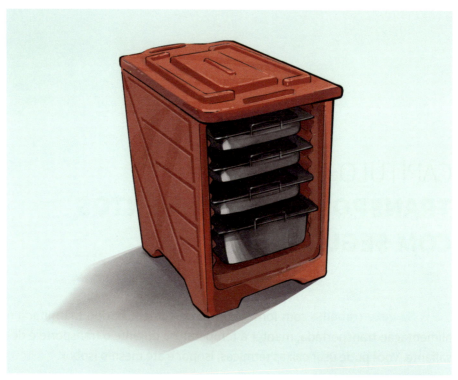
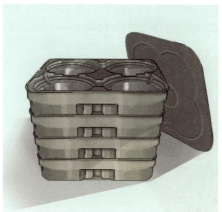
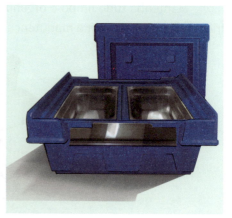

Modelos de isobox

CAPÍTULO 5
VERIFICANDO A SEGURANÇA DOS ALIMENTOS PRODUZIDOS

Realizar os procedimentos corretos de manipulação de alimentos é muito importante, mas não podemos deixar de mencionar que seu acompanhamento possibilitará a garantia de que as pessoas não ficarão doentes após comer sua comida.

Então, vamos a alguns pontos importantes:

1. Observe a conduta e comportamento dos manipuladores;
2. Veja se os exames médicos dos manipuladores estão em dia;
3. Analise periodicamente a água e tenha os laudos bacteriológicos e físico-químicos;
4. Observe a manutenção da caixa d'água e anote a data de higienização;
5. Procure indícios da presença de pragas;
6. Veja se todas as barreiras para impedir o acesso de pragas estão em boas condições;

7. Contrate uma empresa de controle de praga e exija o certificado de dedetização;
8. Certifique-se de que todos os procedimentos de higienização estão sendo cumpridos, observando as áreas e os equipamentos;
9. Registre em uma planilha o recebimento de todos os ingredientes;
10. Registre a temperatura dos alimentos que estão estocados sob refrigeração e congelamento;
11. Registre em uma planilha o procedimento de higienização de frutas e verduras;
12. Registre em uma planilha a temperatura dos alimentos durante o cozimento, reaquecimento, resfriamento, distribuição e transporte;
13. Procure adquirir um termômetro e meça a temperatura dos alimentos. Não se esqueça de lavar e desinfetar o termômetro com álcool 70% antes de usá-lo. Dessa forma, você evita contaminar o alimento;
14. Tenha um termômetro no seu refrigerador e freezer.

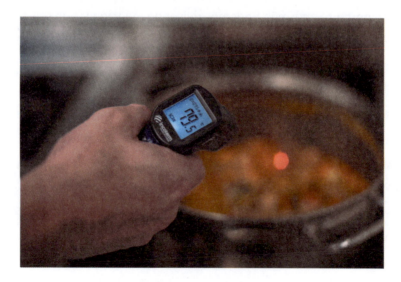

Termômetro para alimentos

CONCLUSÃO

Produzir alimentos é responsabilidade de toda a cadeia produtiva de alimentos. Seu estabelecimento é o último elo na oferta desta segurança. Portanto, o cumprimento das normas de segurança é imprescindível.

Os maiores vilões na causa das doenças de origem alimentar são os microrganismos. E aqui vão duas dicas para que consiga controlá-los:

- **Controle todas as temperaturas dos alimentos, no recebimento, armazenamento, manipulação e distribuição. Observe as recomendações dos fornecedores e o que a legislação recomenda. Mantenha os alimentos fora da zona de perigo.**

- **Controle a higiene dos alimentos, ambiente, equipamentos e utensílios, assim evita todo tipo de contaminantes.**

As demais práticas decorrem destas duas principais.

No entanto, não é somente o cumprimento das normas, você irá precisar de um manual de boas práticas. Esse documento é elaborado por um profissional da área como nutricionistas, engenheiros de alimentos, entre outros. Esse profissional não será responsável apenas pela elaboração, mas principalmente pela implantação e manutenção da segurança dos alimentos produzidos.

Procure os Conselhos de classe, Associações e Sindicatos, eles poderão auxiliar na contratação desses profissionais.

Agora, você tem todas as informações necessárias para proporcionar uma alimentação segura para seus clientes. Mãos à obra!

REFERÊNCIAS

ABERC. **Manual ABERC de práticas de elaboração e serviço de refeição para coletividades 2015**. 11. ed. São Paulo: ABERC, 2015.

AGÊNCIA NACIONAL DE VIGILÂNCIA SANITÁRIA (Brasil). **Cartilha sobre boas práticas para serviço de alimentação**: Resolução-RDC n.216/2004. 3. ed. Brasília, DF: ANVISA, [200-].

ASSIS. L. de. **Alimentos seguros**: ferramentas para gestão e controle da produção e distribuição. Rio de Janeiro: SENAC Nacional, 2011.

ASSOCIAÇÃO BRASILEIRA DE NORMAS TÉCNICAS. **ABNT NBR 15635**: serviços de alimentação: requisitos de boas práticas higiênico-sanitárias e controles operacionais essenciais. Rio de Janeiro: ABNT, 2015.

BRASIL. Ministério da Saúde. Agência Nacional de Vigilância Sanitária. Portaria de consolidação nº 5 de 28 de setembro de 2017. Controle e vigilância da qualidade da água para consumo humano e seu padrão de potabilidade. **Diário Oficial da União**, Poder Executivo, Brasília, 28 set. 2017.

BRASIL. Ministério da Saúde. Agência Nacional de Vigilância Sanitária. Resolução RDC nº 216, de 15 de setembro de 2004. Dispõe sobre regulamento técnico de boas práticas para serviços de alimentação. **Diário Oficial da União**, Poder Executivo, Brasília, 15 set. 2004.

BRASIL. Ministério da Saúde. Agência Nacional de Vigilância Sanitária. Resolução RDC n. 275, de 21 de outubro de 2002. Dispõe sobre o regulamento técnico de procedimentos operacionais padronizados aplicados aos estabelecimentos produtores/industrializadores de alimentos e a lista de verificação das boas práticas de fabricação em estabelecimentos produtores/industrializadores de alimentos. **Diário Oficial da União**, Poder Executivo, Brasília, 21 out. 2002.

BERTIN, B; MENDES, F. **Segurança de alimentos no comércio**: atacado e varejo. Rio de Janeiro: Senac Nacional, 2011.

CARTILHA do manipulador de alimentos. 2. ed. Rio de Janeiro: Senac Nacional, 2005. (Qualidade e Segurança dos Alimentos).

GOMES, J. C. **Legislação de alimentos e bebidas**. Viçosa, MG: Editora UFV, 2007.

HAZELWOOD, D; MCLEAN, A. C. **Manual de higiene para manipuladores de alimentos**. São Paulo: Livraria Varela, 1994.

INSTITUTO DE HOSPITALIDADES. **Servsafe**: princípios básicos de segurança alimentar. Rio de Janeiro: Qualitymark, 2000.

NASCIMENTOS NETO, F. **Roteiro para elaboração de manual de boas práticas de fabricação (BPF) em restaurantes**. 2. ed. São Paulo: Editora SENAC, 2005.

SACCOL, A. L. F. *et al*. **Lista de avaliação para boas práticas em serviços de alimentação RDC 216**. São Paulo: Livraria Varela, 2006.

SÃO PAULO (Estado). Centro de Vigilância Sanitária. Portaria CVS 18 de 9 de setembro de 2008. Dispõe sobre o Regulamento técnico sobre os parâmetros e Critérios higiênico-sanitário em estabelecimentos de Alimentos. **Diário Oficial da União**, Poder Executivo, Brasília, 11 set. 2008.

SILVA JUNIOR, E. A. **Manual de controle higiênico-sanitário em serviços de alimentação**. 6. ed. São Paulo: Livraria Varela, 2007.

TEIXEIRA, S.F.M.G., OLIVEIRA, Z.M.C., REGO, J.C., BISCONTINI, T.M.B. **Administração aplicada às unidades de alimentação e nutrição**. Rio de Janeiro: Atheneu, 1990.

TRABULSI, L.R.; ALTERTHUM, F. **Microbiologia**. 5. ed. São Paulo: Atheneu, 2008.

Este livro foi impresso em papel offset 90g/m²,
na Gráfica Santa Marta, em fevereiro de 2019.